AF317884

SUR LA

STÉRILISATION DU LAIT

RECHERCHES

SUR LA FERMENTATION LACTIQUE

PAR

LE Dr PAUL CAZENEUVE

PROFESSEUR DE CHIMIE ORGANIQUE ET TOXICOLOGIE A LA FACULTÉ DE MÉDECINE DE LYON
CORRESPONDANT NATIONAL DE L'ACADÉMIE DE MÉDECINE
PRÉSIDENT DE LA SOCIÉTÉ D'AGRICULTURE, SCIENCES ET INDUSTRIE DE LYON

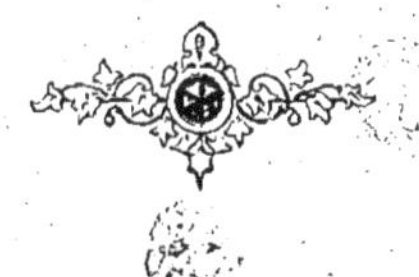

LYON

IMPRIMERIE ALEXANDRE REY

4, RUE GENTIL, 4

1895

SUR LA

STÉRILISATION DU LAIT

——

RECHERCHES

SUR LA FERMENTATION LACTIQUE

SUR LA

STÉRILISATION DU LAIT

———

RECHERCHES

SUR LA FERMENTATION LACTIQUE

PAR

LE Dʳ PAUL CAZENEUVE

PROFESSEUR DE CHIMIE ORGANIQUE ET TOXICOLOGIE A LA FACULTÉ DE MÉDECINE DE LYON

CORRESPONDANT NATIONAL DE L'ACADÉMIE DE MÉDECINE

PRÉSIDENT DE LA SOCIÉTÉ D'AGRICULTURE, SCIENCES ET INDUSTRIE DE LYON

LYON

IMPRIMERIE ALEXANDRE REY

4, RUE GENTIL, 4

———

1895

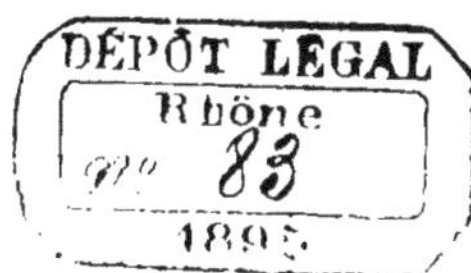

STÉRILISATION DU LAIT

RECHERCHES SUR LA FERMENTATION LACTIQUE

Présenté à la Société d'Agriculture, Sciences et Industrie de Lyon
et à la Société de médecine de Lyon (février et mars 1895).

La stérilisation préalable du lait est entrée dans la pratique domestique pour l'allaitement artificiel du nouveau-né ; elle est l'objet aujourd'hui d'exploitations industrielles pour la conservation et le transport au loin du précieux aliment.

L'infection microbienne du lait, parfaitement établie aujourd'hui, est la cause de la vulgarisation de cette méthode préventive hygiénique. Nous n'aurons pas à insister longuement sur cette question, suffisamment approfondie ces derniers temps dans de nombreux mémoires. Nous nous contenterons de mettre en relief l'état actuel de la science à cet endroit.

Le but précis d'ailleurs de notre étude est de montrer la possibilité de la conservation indéfinie du lait par la chauffe de 98 à 100 degrés, grâce à un outillage perfectionné que nous décrirons, conditions bien préférables à la stérilisation par un chauffage variant de 110 à 120 degrés qui altère ce liquide et le rend souvent inacceptable dans l'alimentation.

Il y a là un mode pratique nouveau de conservation, nous ajouterons de stérilisation puisque, nous le verrons, les microbes dangereux sont absolument détruits.

I. Impuretés microbiennes du lait. — Importance hygiénique de la stérilisation. — Les recherches bactériologiques aussi bien que les observations cliniques font admettre aujourd'hui que la tuberculose peut décidément être transmise par le lait de vache (Gerlack, Böllinger, Bang, Herschberger, Ernst, etc.) lorsque cette dernière est tuberculeuse.

L'adultération du lait par addition d'eau donne à soupçonner que la fièvre typhoïde, aussi bien que le choléra, peuvent avoir pour origine la consommation d'un lait contaminé.

En admettant que la transmission de la scarlatine et de la diphtérie par le lait mérite encore des faits de démonstration plus péremptoire que ceux actuellement connus, une hygiène prévoyante doit commander la méfiance.

Il n'est pas jusqu'à la fièvre aphteuse et la fièvre charbonneuse qui ne puissent être transmises par les animaux malades, par l'intermédiaire de leur lait, comme semblent le prouver de sérieuses observations.

Ajoutons à cette liste, assurément incomplète de microbes pathogènes, les hôtes microbiens du lait qui sont les ferments très répandus de ce liquide et qui peuvent avoir sur l'économie une action nuisible.

Ils peuvent exercer cette action fâcheuse, soit par eux-mêmes en déterminant des accidents du tube digestif, soit par modification chimique du lait alors plus mal toléré. Ces diverses circonstances de leur action ont été insuffisamment analysées. Un fait certain est que les accidents gastro-intestinaux des enfants en bas âge sont dus, la plupart du temps, à ces espèces fermentatives. Les unes agissent sur la lactose en la transformant en acide lactique, les autres sur la caséine transformée ainsi en produits multiples.

Nous en citerons quelques-unes pour mémoire, bien que quelque confusion puisse encore régner parmi ces prétendues espèces. A côté du ferment lactique de Pasteur, le *Bacillus coli communis*, le *Bacillus lactis aerogenes*, hôtes normaux de l'intestin, déterminent la fermentation lactique du sucre de lait.

Dans un travail fort intéressant sur la formation des acides lactiques isomériques (1), M. Péré, pharmacien-major de l'armée, a décrit un *microbe D* tiré d'un fromage de Brie, lequel donne de l'acide dextrolactique aux dépens de la lactose et d'autres sucres. Il a signalé un *coli bacille d* retiré des excréments de certains animaux (cheval, lapin), qui se différencie du *coli bacille e* (*Bacillus coli communis*) et qui peut également faire fermenter le lait. La contamination du lait dans les étables par ce microbe doit être assez fréquente. Il n'est pas jusqu'au bacille typhique lui-même qui pourrait déterminer la fermentation lactique.

Plus récemment encore (2) M. E. Kayser dans un travail fort remarquable de synthèse a repris l'étude de quinze microbes décrits par divers auteurs, afin de préciser les conditions biologiques de leur intervention dans la fermentation lactique.

Les uns sont retirés de crème provenant de localités diverses, les autres sont fournis par les bières ou des eaux de touraillon.

Nous ne pouvons ne pas signaler le bacille de la pomme de terre *(Bacillus mesentericus vulgatus)*, les microbes très connus désignés sous les noms de *Bacillus subtilis*, *Bacillus butyricus* (Hueppe), le vibrion butyrique de Pasteur, les *tyrothrix* de

---

(1) A. Péré, *Annales de l'Institut Pasteur*, nov. 1893, n° 11, p. 738.
(2) E. Kayser, *Annales de l'Institut Pasteur*, nov., 1894, n° 11, p. 738.

Duclaux, sans compter le *Bacillus anthracis* qui tous ont une action chimique plus ou moins profonde sur le lait avec un caractère électif spécial.

Pour être complet, nous citerons les espèces *chromogènes*, le *Bacillus cyanogenus* qui colore le lait en bleu, le *Bacillus prodigiosus* qui colore le lait en rouge, le *Bacillus lactis ery-throgenes* de Hueppe qui développe un pigment rouge dans l'obscurité et enfin des bacilles colorant le lait en jaune qui ont été décrits par Schræter et Adametz. Ces microbes ont également une action chimique spéciale sur le lait ; ils coagulent la caséine.

Rappelons encore qu'on a décrit des microbes donnant au lait de la viscosité, le rendant filant.

La nature des microbes trouvés dans le lait a son importance, mais la quantité, la proportion des individus microbiens rencontrés a un intérêt hygiénique considérable. A cet égard les analyses quantitatives ont abouti à des résultats qui dépassent l'imagination.

De Frendenreich, dans un lait fraîchement trait, a trouvé 9.300 germes par centimètre cube. Cnopf a analysé le lait d'une étable cependant très bien tenue ; il trouva très peu de temps après la traite, 60.000 à 100.000 germes par centimètre cube. Cinq à six heures après la traite, 200.000 à 6.000.000.

Renk, dans un lait du commerce de halle, obtint dans diverses analyses 50.000, 160.000, 1.028.000 germes par centimètre cube.

Le Dr Rodet a trouvé 424.000 germes par centimètre cube, en hiver, dans un bon lait de Lyon, au moment de la livraison à domicile ; en juillet le même lait lui a donné une fois 330.000, une autre fois 2.000.000. Dans un autre lait il a rencontré 1.900.000.

Lehmann a trouvé des chiffres plus effrayants encore dans un lait du marché de Wurtzbourg : en hiver il a constaté

1.200.000 à 2.300.000, en été 1.900.000 à 7.200.000 germes par centimètre cube.

Tous les micrographes sont d'accord : Feer de Bâle, Escherich de Munich, ont observé les mêmes quantités énormes de microbes; augmentant en été, diminuant en hiver, mais croissant avec rapidité à mesure qu'on s'éloigne du moment de la traite.

Il appert, à la suite de ces révélations micrographiques, que la stérilisation du lait avant sa consommation est une mesure qui s'impose. D'ailleurs la cuisson du lait est une pratique courante qui a devancé les conseils de la science. On a remarqué depuis longtemps que le lait cuit s'altère moins vite que le lait cru.

II. STÉRILISATION PAR LA CHALEUR. — La chaleur est le seul mode de stérilisation à employer. L'introduction des antiseptiques dans le lait n'est pas à conseiller. Ces antiseptiques peuvent entraver la digestion et leur efficacité est très relative suivant les quantités ajoutées et l'état végétatif des microbes. A tout point de vue, il faut énergiquement condamner ce système.

Le froid peut retarder la prolifération des microbes et leur activité fermentative, mais il ne peut avoir une action stérilisante même à des températures extrêmement basses. (Expériences de Pictet.)

La chaleur seule devait résoudre le problème. A cet égard l'expérience démontre que la résistance des microbes est très variable. Tandis que les microbes pathogènes sont peu résistants aussi bien que certains agents de la fermentation lactique, d'autres, et entre autres les ferments de la caséine et le ferment lactique ordinaire, exigent des températures élevées.

Pasteur, puis Hueppe ont déclaré qu'il fallait une température de 110 degrés, pendant une demi-heure, pour détruire les spores du ferment lactique ordinaire. Les spores du *Bacillus subtilis*, de tyrothrix, etc., offriraient une résistance analogue.

Faut-il tenir compte de ces données scientifiques dans la pratique? Est-ce qu'en chauffant à une température inférieure à 110 degrés et même à 105 degrés, on ne peut pas obtenir une stérilisation suffisante, quitte à prolonger la chauffe? La question a une grande importance au point de vue de l'altération chimique du lait par la chaleur.

M. Pasteur a constaté que la simple ébullition du lait n'empêchait pas ce dernier de s'altérer par la suite, tandis que le bouillon de viande, l'eau de levure, l'urine, etc., sont stérilisés par l'ébullition. Est-ce à dire que cette ébullition prolongée ne puisse réaliser la destruction même des germes du ferment lactique, sans recourir à une surchauffe? Autrement dit, la chauffe à 100 degrés pendant quelque temps, n'équivaut-elle pas comme efficacité à une chauffe de 110 degrés?

A ce propos, il faut convenir que les expériences ne paraissent pas avoir été conduites systématiquement dans cette voie, pour en tirer profit dans la pratique. Les publications sur la question n'échappent pas à un certain esprit d'indécision, faute d'essais méthodiques.

M. le Dr Rodet agrégé à la Faculté de médecine de Lyon, dans une étude récente sur la *Stérilisation du lait* (1), apporte des appréciations fort judicieuses sur cette question du chauffage, mais qui offrent peu de précision sur l'efficacité d'une température de 98°-100°, faute d'une étude spécialement dirigée dans cette voie par l'auteur.

Il dit nettement que le chauffage de 110 à 120 degrés « est le seul moyen de tuer sûrement tous les germes dans le lait et d'avoir un produit capable de se conserver longtemps ».

(1) *Revue d'Hygiène*, 1894.

Puis il apprécie ainsi le chauffage à 100 degrés :

« Le chauffage à 100 degrés, funeste évidemment à l'égard des microbes, a une efficacité intermédiaire ; sa puissance de stérilisation se mesure à sa durée d'application. Une courte ébullition du lait ne suffit certainement pas à détruire les spores résistantes ; mais elle est largement suffisante à l'égard des microbes pathogènes et des ferments acides, et elle réduit le nombre des germes présents dans une proportion considérable. On peut arriver à avoir une stérilisation complète en prolongeant le chauffage à 100 degrés (le temps nécessaire pour cela variant beaucoup avec le degré d'impureté du lait, la nature et le nombre des spores présentes). Pour mon compte, j'ai vu se conserver longtemps à l'étuve, sans altération, certains échantillons de lait chauffé pendant quarante-cinq à cinquante minutes à 100 degrés. Toutefois, un chauffage à 100 degrés dans un bain de vapeur, pour être sûrement stérilisant, devrait être de plusieurs heures. »

En réalité, faute d'essais méthodiques et rigoureusement conduits, les expérimentateurs déclarent que la stérilisation à 100 degrés nécessite en général de longues heures pour être complète, et qu'en tout état de cause, la stérilisation de 110 à 120 degrés est préférable et plus sûre.

Nous disons que des expériences n'ont pas été systématiquement instituées. Sous prétexte de chauffer à 100 degrés pendant une heure, on ne porte pas en réalité à cette température toutes les parties du récipient de lait à stériliser. Chauffés dans un bain d'eau, les flacons renfermant le lait émergent de plusieurs centimètres hors de l'eau. Le goulot, le bouchon sont portés à une température très inférieure à 100 degrés. Chauffe-t-on dans un bain de vapeur au sein d'un appareil clos, on ne compte pas la durée de chauffe à partir du moment où toutes les parties du récipient sont portées à 100 degrés. Le liège comme le caoutchouc servant au bouchage sont très longs à prendre cette température dans toutes leurs parties.

C'est souvent faute d'une stérilisation des parties accessoires des appareils renfermant le lait, que l'efficacité d'une température de 100 degrés a été mal appréciée, ou subordonnée à une durée de plusieurs heures.

D'autre part, on n'a pas cherché si le ferment lactique ordinaire subsiste après une heure de chauffe de 98 à 100 degrés, s'il est très atténué et incapable de réveil physiologique dans un milieu sans oxygène, ou s'il est complètement détruit.

Précisément, grâce à un outillage spécial que nous décrirons bientôt, nous avons dirigé une étude systématique sur la possibilité de la conservation du lait dans ces limites de température; nous sommes arrivés ainsi à modifier les conditions habituelles de la stérilisation, et à réaliser ce problème si souvent cherché de conserver indéfiniment un lait avec ces qualites d'arome et de sapidité qu'on retrouve dans le lait cuit ordinaire.

Dans la pratique industrielle on retarde les altérations du lait en le pasteurisant, c'est-à-dire en le chauffant vers 75 à 80 degrés. Beaucoup de lait est expédié aujourd'hui des campagnes dans les grandes villes après avoir subi cette température préalable.

Par les chaleurs de l'été le lait peut ainsi arriver à la consommation sans fermentation. Pour un lait de cette sorte, M. Rodet a trouvé par centimètre cube 3456 germes seulement; ce qui est une quantité relativement faible.

Maintenant, dans les ménages, on porte le lait à l'ébullition pour le conserver la journée. C'est là une ébullition de quelques minutes seulement. A ce propos, quelques expérimentateurs ont discuté sur le point d'ébullition du lait. La vérité est que le lait bout sensiblement à la même température que l'eau. Les températures inférieures constatées tiennent à ce que l'expérimentateur a confondu avec l'ébullition vraie la première effervescence que l'on constate dans le lait chauffé arrivant à un point voisin de l'ébullition. Cette effervescence qui est due à l'acide carbonique dégagé provenant de la décomposition des bicarbonates a toujours lieu au-dessous de 100 degrés.

Dans les maternités, on chauffe le lait quarante minutes dans des récipients à la chaleur du bain-marie. On a constaté que cette pratique permettait de conserver le lait plusieurs jours, ce qui paraît suffisant pour le but qu'on se propose d'alimenter les nouveau-nés avec un aliment purifié. On n'a nullement prétendu en faire un lait industriel stérilisé, susceptible de transport.

Avant d'aborder la description de notre méthode et de notre appareil, rappelons les conditions préconisées par Soxhlet et le Dr Budin, pour obtenir une stérilisation relative et d'une durée déjà appréciable par une chauffe à 100 degrés de quarante minutes (1).

Les flacons sont plongés dans un bain d'eau bouillante jusqu'au niveau du col. Une rondelle de caoutchouc s'applique exactement sur l'orifice du flacon, maintenue par une armature métallique. Cette rondelle de caoutchouc est soulevée pendant la chauffe par les gaz du flacon qui s'échappent. A la fin de l'opération par refroidissement, la rondelle s'applique sur l'orifice et même par suite du vide se déprime en son centre, indice d'une bonne fermeture.

La pratique démontre que la stérilisation du col du flacon et de toutes les pièces de la fermeture est très relative. La partie plongeant dans l'eau bouillante doit seule en effet être plus spécialement stérilisée. De là une conservation imparfaite.

---

(1) Voir article du Dr Budin sur la *Stérilisation du lait* dans la *Revue générale des sciences*, 1898, p. 688.

La pratique a démontré que le quart des bouteilles environ ne pouvaient se conserver plusieurs jours.

M. Rodet, pour obvier à cet inconvénient, préfère un bain de vapeur avec couvercle qui permet de chauffer le flacon dans toutes ses parties. Le couvercle muni d'une pièce de feutre s'applique exactement sur la marmite. Une tubulure fermée par un clapet de cuivre très mobile, permet à la vapeur de s'échapper (1), c'est là une amélioration qui permet de stériliser plus exactement l'appareil servant à la fermeture, mais qui n'enlève pas à cette dernière ses inconvénients.

D'abord le bouchage qui se complète à la fin de la chauffe peut entraîner l'ensemencement involontaire du lait. Soxhlet employait au début dès rondelles en caoutchouc perforées qu'on fermait à la fin avec une tige de verre ; puis il a employé des rondelles pleines avec armature métallique. Ce dernier mode est une amélioration, mais a encore le grave inconvénient de donner une odeur et une saveur désagréables au lait. Le contact du caoutchouc avec le lait doit être absolument rejeté. Il a encore le désavantage, au bout d'un certain temps, de se fendiller et de ne plus donner une fermeture hermétique. Pour ces deux raisons le caoutchouc est inutilisable pour conserver le lait stérilisé de longues semaines.

. Le disque de caoutchouc de Soxhlet, de forme aplatie, avait encore souvent l'inconvénient de ne pas s'appliquer exactement sur l'orifice pour le refroidissement dans un certain nombre de cas. Aussi le Dr Budin a-t-il modifié ce disque en le munissant d'un appendice s'engageant dans le col du flacon. Il a fait monter une sorte de clou en caoutchouc dont la tête obture facilement l'orifice du flacon, maintenue en place par son appendice plongeant dans le col. Assurément la

----

(1) Rodet, *loc. cit.* p. 19.

fermeture est plus assurée qu'avec le bouchage Soxhlet, mais tous les inconvénients du caoutchouc persistent.

Il faut à tout prix supprimer le caoutchouc. Nous ne dirons rien du bouchage au coton, qui peut être utilisé dans une crèche pour conserver quelques heures un lait stérilisé, mais n'a qu'un caractère provisoire. Dans ce travail nous nous préoccupons d'un bouchage parfait, permettant le transport et la conservation pour ainsi dire indéfinie du lait.

Pour être complet, nous rappellerons que M. Rodet, dans le but de stériliser le lait quelques heures pour alimenter les nouveau-nés, a adopté des flacons bouchés à l'émeri à l'aide d'un chapeau de verre encapuchonnant le col. Le contact entre le chapeau et le col ne se fait pas sur toute la hauteur de ce dernier. A un certain niveau, le diamètre extérieur de celui-ci se retrécit brusquement, au point que tout contact cesse entre le col et le chapeau. Le contact est intime au-dessous grâce à un rodage à l'émeri; il cesse au dessus, de telle sorte que, jusqu'à l'orifice du flacon, il existe un intervalle notable entre le col et le chapeau. C'est comme une sorte de chambre circulaire qui reçoit l'eau condensée par l'évaporation du lait. Bien entendu toute communication entre cette eau et l'intérieur du flacon est impossible, à moins qu'on ne renverse les flacons. De plus pendant la chauffe ce capuchon de verre se soulève et permet au gaz de s'échapper.

Comme nous l'avons dit, ce dispositif peut rendre des services pour la stérilisation à domicile du lait au fur et à mesure d'une consommation courante comme dans l'allaitement artificiel.

Il n'a aucune valeur pour la stérilisation industrielle du lait, question hygiénique si capitale. L'auteur d'ailleurs ne l'a pas imaginé pour cet objet.

Le bouchage avec le liège, très répandu dans l'industrie pour clore les flacons de lait stérilisé a des inconvénients de plusieurs natures. Tout d'abord, les bouchons demandent à être stérilisés complètement avant le bouchage. Il faut les stériliser à la vapeur ou dans l'eau bouillante par un contact suffisant. Pendant la stérilisation du lait sous pression à 110 degrés, leur stérilisation peut être imparfaite sur certains points, entre autres à l'intérieur des parties trouées, comme en présentent toujours les bouchons fins.

D'autre part, le lait toujours, avant 100 degrés, dégage de l'acide carbonique résultant de la décomposition de ses bicarbonates alcalins. De là, une pression considérable dans les flacons pendant la chauffe à 110 degrés. On coiffe le goulot d'une armature pour que le bouchon ne saute pas. Mais généralement un certain nombre de flacons sont brisés et perdus dans l'opération.

En fait, afin de stériliser le lait complètement par une conservation prolongée qui permette le transport, l'industrie chauffe son lait à 110 degrés sous pression. Telle est la pratique industrielle continuellement suivie, basée sur les observations des hommes de science qui ont remarqué la résistance à la chaleur de certaines espèces microbiennes en particulier à l'état sporoïdien.

Cette chauffe à haute température a le grave inconvénient de faire subir au lait une altération que nous allons examiner.

III. — Inconvénients chimiques de la stérilisation a 110 degrés. — Le grave reproche qu'on adresse à la plupart des laits stérilisés du commerce réside dans leur teinte jaune, dans leur goût de brûlé, dans la saveur légèrement rance qu'ils présentent.

Cette teinte jaune est incontestablement due à l'action des alcalis à cette haute température sur la lactose ou sucre de lait.

Qu'on fasse bouillir quelques instants une solution aqueuse de sucre de lait avec un peu de bicarbonate de soude, on développe une teinte jaune qui s'accentue avec le temps d'ébullition. La lactose, qui tient le milieu pour ses réactions entre les saccharoses et les glucoses, présente l'oxydabilité de ces dernières au contact de l'air en présence des alcalis. M. Duclaux dans son excellent livre sur le lait (1) croit devoir attribuer cette teinte jaune à l'altération de la caséine, sous prétexte que cette dernière par coagulation au sein du lait jauni se précipite avec une teinte jaune et que le liquide passe sensiblement incolore à la filtration.

Nous regrettons de ne pas partager la manière de voir de ce savant. Dans le phénomène qu'il constate nous ne voyons qu'une teinture de la caséine par suite d'une sorte de collage déterminé par la coagulation de cette dernière au sein du liquide jauni.

De plus, il est facile de constater qu'une solution de lactose jaunie par ébullition avec le carbonate de soude, perd une grande partie de sa teinte jaune par addition d'acide coagulant, acide tartrique par exemple.

Rien d'étonnant pour ces deux raisons que le lait filtre incolore après addition d'acide et coagulation.

Nous ne disconvenons pas d'ailleurs que les matières albuminoïdes et que la caséine en particulier ne subissent, soit par une ébullition prolongée, soit par la chauffe à 110 degrés, une altération plus ou moins profonde.

Cette saveur désagréable de peptone signalée par plusieurs observateurs dans les laits chauffés à cette température, a pour cause une hydratation accompagnée peut-être dans certains cas d'un dédoublement partiel. L'ébullition prolongée d'un lait a donné à M. Duclaux une augmentation notable de caséone. La chauffe à 110 degrés doit, à plus forte raison,

(1) E. Duclaux, *Le Lait*, chez J.-B. Baillière et Fils, 1887, p. 134.

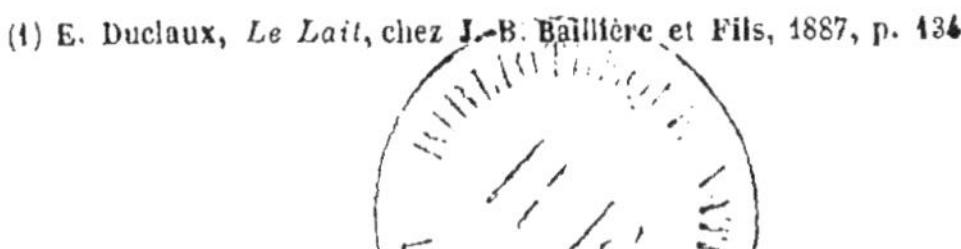

produire les mêmes résultats, quoique nous n'ayons pas encore d'expériences à citer. Nous exécutons en ce moment des recherches qui seront publiées plus tard.

La matière grasse subit-elle de son côté des altérations appréciables sous l'influence de la stérilisation à 110 degrés ? Elle peut subir une altération de plusieurs ordres. Elle peut s'oxyder et prendre une saveur désagréable, elle peut se saponifier partiellement et prendre une saveur d'acides gras, enfin elle s'agglomère au beurre.

Nous n'émettons pas là une opinion théorique. Nous constatons les faits et nous les expliquons. Il n'est pas rare de constater une odeur de suif et d'acides gras dans du lait stérilisé à 110 degrés peu de temps après la cuite. La saponification des glycérides, l'altération par oxydation des acides gras de cette série toujours nombreux dans le lait, explique suffisamment ce phénomène qui, pour échapper peut-être à l'analyse chimique, n'échappe pas au sens du goût, réactif autrement sensible que ceux mis à notre disposition par la chimie.

L'accident le plus fâcheux réside dans l'agglomération des globules gras de la crème; que ces derniers aient une membrane spéciale comme le veut M. Béchamp, qu'ils soient émulsionnés dans le lait, par suite d'un simple phénomène physique, comme le veut M. Duclaux, il n'est pas moins vrai qu'une chauffe de 110 degrés fusionne, agglomère ces globules, les transforme en une masse butyreuse qui viendra ensuite surnager le liquide et donner au lait un aspect désagréable. La plupart des laits stérilisés du commerce présentent des morceaux de beurre qui surnagent ainsi et leur donne un aspect peu flatteur.

Nous le verrons, la chauffe à 100 degrés pendant une heure n'a pas les mêmes inconvénients.

Faut-il s'étonner que, récemment, à la Société de thérapeutique de Paris (1), la majorité des membres ait donné la préférence au lait condensé pour alimenter les troupes en partance pour Madagascar ? Les défauts du lait stérilisé de 110 à 120 degrés n'ont échappé à personne.

Et cependant le lait condensé dont on ne peut contester les qualités alimentaires est un produit d'une sapidité différente du lait bouilli. Il est généralement additionné de sucre et a perdu par l'évaporation, même dans le vide, une grande partie de sa saveur aromatique spéciale qui est la caractéristique du lait frais, et est un excitant pour l'appétit.

IV. Sur la possibilité de la conservation parfaite du lait porté de 98° à 100° pendant une heure. — Nous apprécierons plus loin les avantages de la stérilisation du lait à cette température. Nous voulons démontrer tout d'abord sa possibilité grâce à l'utilisation d'un outillage nouveau.

Voici comment nous procédons :

Le lait est enfermé dans des flacons F, figures 1, 2, 3, dont le goulot se termine par une enflure spiroïdale permettant de fixer par un vissage un anneau d'étain pur D, figure 1. Les flacons sont emplis presqu'à la naissance du goulot, à 4 centimètres de la spire de verre. Une capsule d'étain pur, C, figure 1, est appliquée sur l'orifice du goulot qu'elle encapuchonne soigneusement. Cette capsule est munie en son centre d'un petit cône percé d'un pertuis d'un millimètre environ.

Son rebord plat repose sur une rondelle de caoutchouc B supportée elle-même par un méplat figuré à l'extrémité du goulot immédiatement au-dessus de la spire.

____

(1) Séance du 14 novembre 1894.

On fixe solidement cette capsule en introduisant l'anneau qui, par un vissage, exerce une forte pression sur le rebord aplati. Grâce au caoutchouc, la fermeture est hermétique (fig. 2). Reste libre le petit orifice du cône de la capsule dont nous allons apprécier l'utilité.

Le flacon, empli de lait, est logé dans un panier métallique plongeant dans l'eau d'un bain-marie qu'on amène peu à peu

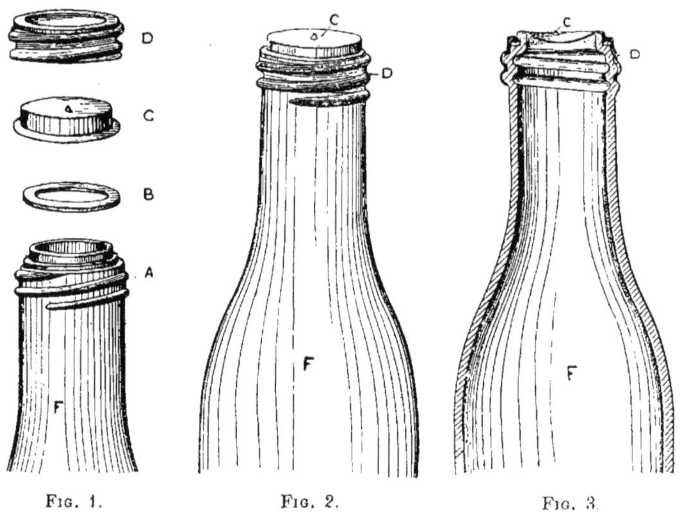

Fig. 1.   Fig. 2.   Fig. 3.

à l'ébullition. L'eau doit recouvrir d'un centimètre environ les flacons qui sont immergés complètement. Le bain-marie présente un couvercle à deux trous de 1 centimètre de diamètre environ destinés, l'un à recevoir un thermomètre, l'autre à l'échappement de la vapeur. L'eau ne peut pénétrer dans le lait par l'orifice presque capillaire. On comprend que de cette façon toute l'armature métallique soit elle-même stérilisée.

A mesure que la température s'élève, on voit l'air se dégager par le petit cône perforé. Il est même peu à peu, vers

100 degrés, totalement chassé par l'acide carbonique provenant de la décomposition des bicarbonates du lait. (100 centimètres cubes de lait peuvent donner jusqu'à 20 centimètres cube de CO_2, suivant quelques dosages que nous avons pratiqués.)

On maintient, pendant une heure, la pleine ébullition indiquée par la stabilité du degré thermométrique. Au sein de l'eau bouillante, avec une pince à mors plats d'une construction spéciale pour éviter de déchirer le métal, on aplatit par pression transversale le petit cône de la capsule d'étain qui se trouve ainsi obturée. On laisse refroidir dans l'eau même.

Les flacons bien fermés présentent, après complet refroidissement, leur capsule fortement déprimée vers l'intérieur par suite du vide produit (fig. 3). Ceux mal fermés s'emplissent d'eau par refroidissement et doivent être éliminés comme insuffisamment stérilisés. Ce dernier accident avec des flacons bien faits ne se produit pas une fois sur cent.

Ce refroidissement au sein de l'eau a donc le grand avantage de permettre un contrôle immédiat sur la fidélité de la fermeture.

Au sortir de l'eau, il est bon de serrer l'anneau du flacon, qui, par suite d'un peu de jeu produit pendant la chauffe, peut cheminer d'1 ou 2 millimètres environ. C'est là un surcroît de précaution. L'armature métallique tout entière est alors plongée dans de la paraffine fondue à 130 degrés. Cette dernière pénétrant dans les joints prévient des accidents ultérieurs.

Pendant la chauffe du lait au bain-marie, si les flacons ont été un peu trop emplis, un peu de crème parfois vient obturer l'orifice du petit cône de la capsule. La capsule d'étain se gonfle au sein de l'eau. C'est là l'indice de l'obturation. Avec une aiguille on dégage l'orifice et le dégagement gazeux reprend. D'ailleurs l'accident ne se reproduit généralement pas deux fois. Si les bouteilles sont emplies régulièrement à 3 ou 4 centimètres environ de la spire, cette légère obturation n'a jamais lieu. L'espace entre la surface du lait et la capsule est suffisant pour que le dégagement gazeux ait lieu librement sans que la mousse atteigne le sommet.

D'autre part, pour bien préciser les conditions de la chauffe, nous devons dire que l'opération a été faite avec des bouteilles en verre blanc et mince de 400 centimètres cubes de capacité. On comprend l'importance de ce détail. Une heure d'ébullition au bain-marie par échauffement progressif de l'eau aurait une signification toute différente, si les flacons étaient d'un litre par exemple et en verre épais. Enfin il a fallu une demi-heure pour amener à l'ébullition l'eau du bain-marie.

Nous avons eu soin d'ailleurs de prendre la température du lait de nos flacons pour donner à nos résultats toute la précision scientifique désirable. Dans une expérience un thermomètre précis a été maintenu au milieu du flacon de lait pendant la chauffe. Dès la pleine ébullition de l'eau, nous avons constaté une différence de 2 degrés en moins au sein du lait. Tandis que l'eau en ébullition marquait 98 degrés, le lait marquait 96 degrés.

Le lait, tout le temps de l'ébullition, s'est tenu à une température un peu inférieure à 98 degrés. La pression atmosphérique était 745 millièmes.

Dans une autre expérience, où la pression était normale, l'intérieur des flacons s'est maintenu à 99 degrés.

Notons en passant que les flacons s'ouvrent tout simplement en coupant le bord saillant de la capsule d'étain.

Nous avons également terminé certaines de nos opérations, dans les conditions suivantes : Au lieu d'abandonner les flacons dans l'eau jusqu'à complet refroidissement, ce qui, au point de vue industriel constitue une perte de temps, nous les avons retirés de cette eau bouillante après la chauffe d'une heure et après fermeture. Le panier supportant les flacons est muni d'une anse qui permet de retirer brusquement le tout de l'eau bouillante. Grâce au vide produit, le lait des flacons bout pendant quelques minutes, indice d'une exacte fermeture. L'armature des flacons est alors plongée dans la paraffine à 120-130 degrés. Puis, quand les flacons sont froids, on en replonge l'extrémité dans cette même paraffine fondue. De cette façon, on a un bouchage irréprochable, tenant un vide parfait, point sur lequel nous insistons d'une façon toute particulière. L'absence d'oxygène, nous le verrons, est une condition indispensable de conservation, au point de vue de la coagulation et d'inaltérabilité au point de vue de la saveur. En frappant sur le fond du flacon renversé, il doit toujours donner le phénomène du marteau d'eau.

En suivant cette méthode, le lait est-il complètement stérilisé?

La question ne se pose même pas pour les microbes pathogènes destructibles à des températures inférieures à 100 degrés. Elle se pose pour les microbes ferments et entre autres le ferment lactique ordinaire dont les spores exigent 110 degrés pour une destruction rapide (Pasteur, Hueppe). Il s'agit de voir si une heure de pleine ébullition produit le même résultat. Théoriquement, en s'appuyant sur tout ce que l'on sait sur la destructibilité des microbes par la chaleur, laquelle est souvent liée à la durée de la chauffe autant qu'au degré thermique, il était à présumer que la réussite était possible. Aucune expérience systématique n'avait été sérieusement faite à cet égard, faute d'un outillage complètement stérilisable dans toutes ses parties, sans s'exposer à des accidents d'ensemencement si faciles.

Nos recherches ont tout d'abord porté sur le fait brutal de la conservation, soit que le microbe lactique ordinaire ait été détruit, point que nous examinerons plus loin, soit qu'il ait été simplement atténué avec impossibilité, faute d'oxygène, de réveil physiologique.

Expérience I. — Nous avons, à cet effet, pratiqué une suite d'essais avec des laits différents. Quatre séries de 20 flacons emplis avec des laits variables ont été chauffées suivant notre méthode, puis soumis à un minimum de vingt jours d'étuve à 35 degrés.

Nous n'avons pas eu un seul lait tourné, c'est-à-dire une seule fermentation lactique.

Les flacons ont été, les uns laissés debout, les autres couchés, pour favoriser les contacts avec la fermeture et afin de bien constater que cette dernière ne pouvait déterminer aucune contamination.

Le lait expérimenté était du lait d'épicier ayant séjourné dans la boutique et ayant subi plusieurs transvasements depuis la ferme où il avait été recueilli.

D'ailleurs il était souillé de ferment lactique puisqu'il se coagulait à l'étuve au bout de quelques heures.

Dans une opération, nous avons intentionnellement additionné le lait de plusieurs gouttes de petit lait provenant de lait tourné et putréfié. Ce petit-lait fourmillait de microbes ferments apparemment à tous les états de leur développement.

Le résultat a été le même : après la stérilisation dans les conditions précitées, l'exposition à l'étuve à 35 degrés pendant vingt et même trente jours n'a apporté aucune altération du lait. Cinq autres séries de 10 flacons de laits différents nous ont donné des résultats constants comme conservation.

Sous l'influence de cette température d'étuve, on constate que la crème surnageant par le repos fond petit à petit, se résolvant en beurre. Le lait a bien entendu perdu ses qualités de sapidité dans ces conditions défavorables de conservation. Même dans les fortes chaleurs de l'été, le lait ne peut jamais d'ailleurs être exposé à une telle température.

On peut dire que cette épreuve de l'étuve tranche absolument la question de conservation (1). A notre sens, elle ne résoud pas absolument le côté biologique : elle ne dit pas si tous les spores de microbes ferments sont tués.

Les conditions dans lesquelles nous avons opéré nous permettent de chasser l'air complètement de nos flacons. On peut admettre *a priori* que les microbes ferments aérobies ne puissent se développer dans ce milieu désoxygéné sans, pour cela, avoir été totalement détruits.

Pour répondre à ce desideratum qui n'a pas d'intérêt pratique dans l'espèce, puisque le lait traité, comme nous l'avons dit, se conserve indéfiniment, mais qui offre un intérêt biologique réel, nous avons établi plusieurs expériences.

Expérience II. — Tout d'abord les flacons ont été emplis seulement au tiers, fermés, puis chauffés suivant notre méthode. Nous espérions que l'acide carbonique des bicarbonates décomposés aussi bien que la vapeur n'auraient pas chassé l'air complètement dans ces conditions, et que la fermentation lactique pourrait se développer au bout de peu de temps à l'étuve pour le cas où le ferment lactique ne serait pas détruit. Nous nous sommes aperçu que ces conditions apparemment nouvelles n'étaient pas davantage favorables à la fermentation lactique. Une série de quinze flacons ainsi en vidange, stérilisés par notre méthode, ont séjourné vingt-cinq jours à l'étuve sans altération. En ouvrant les flacons sous l'eau nous avons reconnu un vide considérable et une vingtaine de centimètres cubes seulement de gaz, constitué par un peu d'acide carbonique et beaucoup d'azote. Nous n'avons pas trouvé d'oxygène. Il manquait peut-être l'élément vivifiant par excellence pour réveiller les spores de ferment lactique (2).

---

(1) Nous possédons des laits conservés à la température du laboratoire depuis plus de trois mois.

(2) On se rappelle à ce propos les intéressantes expériences de M. Ch. Richet, prouvant

En somme, la vapeur d'eau, l'acide carbonique des carbonates avaient bien chassé la presque totalité de l'air ; mais un peu de cet air atmosphérique était resté dans le récipient. Toutefois pendant la chauffe l'oxygène a été absorbé par les matières albuminoïdes et même la lactose dans ce milieu alcalin. Le lait avait jauni, indice de l'oxydation de la lactose ; de plus la crème surnageant était grumeleuse, composée de caséine insolubilisée comme il s'en forme peu à peu en chauffant le lait à l'air.

Nous avons relaté cette expérience qui n'est pas sans intérêt, bien qu'elle n'ait pu résoudre la question posée de la présence possible de spores lactiques atténués mais encore vivants.

Les expériences suivantes ont du moins permis de résoudre le problème.

Expérience III. — Cinq de ces bouteilles en vidange conservées inaltérées depuis vingt-cinq jours à l'étuve sont ouvertes, en exposant la capsule à la flamme du gaz. L'étain fondant, l'air est rentré dans la bouteille grâce au vide, mais en se purgeant de tout germe à travers la flamme. Aussitôt les bouteilles ont été bouchées avec du coton stérilisé à 200 degrés, puis porté à l'étuve à 35 degrés.

Au bout de dix jours d'étuve le lait était absolument inaltéré. Cinq autres bouteilles ouvertes à la flamme dans les mêmes conditions et présentant un orifice arrondi de 3 à 4 millimètres ont été exposées debout à l'étuve sans qu'on prît même la précaution de les boucher. Elles sont restées inaltérées, sauf une après dix jours à 35 degrés.

Une autre bouteille, ouverte largement en coupant la capsule avec un couteau préalablement flambé, est restée

l'utilité de l'oxygène et son importance dans le développement et l'activité du ferment lactique *(Comptes rendus de l'Acad. des Sc.*, t. LXXXVI, p. 550). M. Duclaux a en outre démontré que les spores du ferment lactique ne se développent pas dans l'acide carbonique.

inaltérée dans le laboratoire, quinze jours à une température de 15 degrés environ ; mise à l'étuve à 35 degrés, elle ne s'est coagulée qu'au bout de quatre jours de séjour. Ces faits très caractéristiques prouvent indubitablement que les germes du ferment lactique ne sont pas très abondants dans l'air, même dans celui d'un laboratoire où on opère des fermentations ; ils indiquent ensuite que le ferment lactique est souvent détruit par la température du bain-marie 98–100 degrés, soutenue pendant une heure, ou tout au moins qu'il est très atténué au point que l'oxygène lui-même ne peut lui rendre sa vitalité. Dans ce dernier cas, il était possible que l'ensemencement sur gélatine peptonisée ou dans du bouillon de veau déterminât son réveil physiologique. Plus loin nous relaterons nos tentatives dans ce sens.

Nous ajouterons que le lait utilisé avait été contaminé par du sérum de lait tourné. Il renfermait en quantité du ferment lactique à tous les degrés, sans aucun doute, de sa transformation.

Expérience IV. — L'expérience précédente a été renouvelée sous une autre forme.

Du lait, également contaminé par du sérum impur, a été enfermé dans un flacon de 200 centimètres cubes, de manière à l'emplir à moitié. Le flacon a été bouché avec soin avec un bouchon de caoutchouc percé d'un trou dans lequel nous avons introduit un robinet de verre comme ceux des cloches à vide. Le robinet ouvert, le flacon a été immergé dans un bain d'eau jusqu'au-dessus du robinet. Après une heure d'ébullition, le robinet a été fermé sous l'eau avec des pinces, puis le flacon a été porté à l'étuve à 35 degrés. Le vide paraissait exact dans le flacon : l'ébullition au sortir du bain en était l'indice.

Au bout de dix jours d'étuve la tige creuse supérieure du

robinet a été garnie de ouate stérilisée. Nous avons porté cette tige dans la flamme pour achever la stérilisation. Nous avons alors ouvert le robinet qui a laissé rentrer peu à peu de l'air parfaitement filtré. Le flacon exposé à nouveau à l'étuve pendant dix jours est resté inaltéré.

Cette expérience confirme les précédents résultats et entraine les mêmes conséquences.

Expérience V. — Un flacon de lait stérilisé dans les conditions précédemment décrites et laissé vingt jours à l'étuve a été ouvert en perforant la capsule d'étain avec une tige de verre rougie au feu. Avec une pipette stérilisée une goutte de lait recueillie a servi à ensemencer de la gélatine peptonisée. Cette expérience exécutée à notre demande par M. le Dr Roux, directeur du bureau d'hygiène de Lyon, n'a donné qu'un *résultat négatif*. Il ne s'est développé aucune colonie.

Nous-même avons répété l'expérience en fondant la capsule d'étain dans la flamme d'un bec Bunsen (1) et en ensemençant, avec une pipette stérilisée, du bouillon de veau stérilisé à 110 degrés. Ce bouillon est resté absolument indemne.

Ces expériences de culture ont été répétées plusieurs fois avec divers flacons d'origines variées comme lait, contaminés ou non avant la stérilisation et ayant subi vingt jours, vingt-cinq jours et même un mois d'étuve à 35 degrés. Nous avons obtenu alors des résultats variables : généralement le bouillon de veau reste stérile ; de temps à autre, nous obtenons une culture faite de ferment lactique ordinaire, résultat indiquant l'existence de spores encore vivants dans le lait désoxygéné et d'ailleurs inaltéré.

En fait la température de 98 à 100 degrés prolongée pendant une heure dans les conditions que nous avons décrites,

---

(1) On écrase la capsule avec la flamme en renversant le bec. L'air rentre en sifflant dans le flacon mais en se purgeant de tout germe à travers la flamme.

détruit souvent, mais parfois atténue seulement le ferment lactique ordinaire de Pasteur qui passe pour le plus résistant.

Expérience VI. — Une quatrième expérience confirmative des résultats précédents a été instituée. Cinq matras à long col ont été emplis à moitié de lait qu'un essai préalable nous a démontré se coaguler à l'étuve à 35 degrés en quelques heures. De plus ce lait a été contagionné par du sérum de lait tourné, puis du sérum de lait putrifié. Le col étiré à la lampe a été incliné en bas suivant la méthode classique de M. Pasteur.

Ces cinq matras ont été mis au sein de l'eau amenée peu à peu à l'ébullition (en une demi-heure). Pendant une heure l'ébullition pleine a été entretenue. Les matras retirés ont été, après fermeture avec du coton stérilisé, soumis pendant dix jours à la température de 35 degrés à l'étuve.

Un sur cinq matras s'est altéré, au bout de deux jours d'étuve.

Dans une autre expérience sur six matras chauffés comme ci-dessus, un s'est altéré au bout de huit jours d'étuve.

Ces résultats confirment nos observations précédentes.

Expérience VII. — Vingt matras ont été emplis à moitié avec du lait aditionné de 1/5 d'eau contaminée avec du sérum de lait tourné. Puis le col, comme dans l'expérience précédente, a été étiré à la lampe, incliné en bas et fermé avec de la ouate stérilisée.

Ils ont été soumis pendant 1 h. 1/2 à la température du bain-marie en pleine ébullition, puis ont été portés à l'étuve à 35 degrés pendant quinze jours.

Aucun matras ne s'est altéré.

Suivant toute probabilité, 1 h. 1/2 de chauffe de 98 à

100 degrés doit suffire pour détruire totalement les spores des saprophytes même les plus résistants.

Toutefois, nous convenons que ces conclusions ne peuvent avoir un caractère très positif qu'autant que des études systématiques et méthodiques dans ce sens aient été exécutées avec chacun des ferments signalés comme très résistants et, en particulier, avec chacun des *tyrothrix* découverts et décrits par M. Duclaux.

En fait, ces expériences qui ont assurément un intérêt biologique ont un caractère accessoire au point de vue pratique de la conservation du lait. Nos observations le prouvent. Nous sommes parvenus à conserver avec notre outillage des laits assurément très souillés, très impurs, et cela par une heure de chauffe de 98 à 100 degrés et désoxygénation complète.

Dans la pratique industrielle avec quelques précautions de propreté, le lait se présentera dans des conditions beaucoup plus favorables encore pour la conservation.

Le fait donc indubitable à retenir est que du lait peut être dépouillé des microbes dangereux et être conservé industriellement et indéfiniment par une chauffe à une témpérature qui n'altère pas le lait (98 à 100 degrés) et qui est celle précisément adoptée aujourd'hui pour alimenter les nouveau-nés (lait pasteurisé) et les soustraire aux accidents occasionnés par les laits souillés.

V. — QUALITÉS DIGESTIVES ET NUTRITIVES DU LAIT CHAUFFÉ DE 98 A 100 DEGRÉS. — Les inconvénients signalés dans la stérilisation du lait de 110 à 120 degrés, telle qu'elle se pratique couramment dans l'industrie, disparaissent dans la méthode de stérilisation que nous avons décrite. Le lait ne se colore pas en jaune, ne prend aucun goût de brûlé ou de peptone. Sa matière grasse ne subit pas de séparation aussi complète ;

ensuite elle ne s'oxyde pas dans le milieu parfaitement désoxygéné, créé par le mode de chauffage et la fermeture que nous avons décrits.

Le lait reste beaucoup plus homogène avec sa blancheur flatteuse caractéristique.

D'autre part, cette chauffe à une température inférieure ne le modifie pas chimiquement et lui conserve sa digestibilité.

M. Duclaux, dans son livre sur *le Lait* (1) déclare, après des dosages chimiques soigneusement faits, que *l'ébullition n'a qu'une influence très médiocre sur la proportion et la qualité de la matière dissoute.*

Nous ferons remarquer que, dans notre méthode, le lait n'atteint jamais la température de 100 degrés. Si le bain-marie bout à 100 degrés, sous la pression de 760 millimètres, la température du lait immergé n'atteint que 99 degrés. Nous nous sommes donc placé dans des conditions plus favorables que celles expérimentées par M. Duclaux, non seulement en effectuant nos opérations à une température légèrement inférieure à 100 degrés, mais encore en opérant presque à l'abri de l'air. Quand le lait dans nos flacons atteint 99 degrés, l'air est presque totalement chassé par l'acide carbonique dégagé et la vapeur d'eau. Cette pellicule concrète, composée de matières grasses et de matières albuminoïdes qu'on constate dans le lait chauffé à l'air pendant quelque temps, ne se forme pas pour ainsi dire dans nos expériences.

Ajoutons que le dépôt de phosphate de chaux constaté au bout de quelque temps dans les laits stérilisés à 110 degrés n'apparait pas dans le lait porté à la température de 97 à 99 degrés. Ce précipité de phosphate de chaux est un indice incontestable de dissociation entre les albuminoïdes et cet élément minéral si important au point de vue nutritif; ainsi

---

(1) Duclaux, *le Lait*, chez J. B. Baillère, 1887, p. 137.

isolé au sein du lait par la chaleur, son assimilabilité est beaucoup moindre. Il y a grand intérêt à ménager cette constitution chimique du lait, où les phosphates et le phosphate de chaux en particulier, paraissent en combinaison avec la caséine. Sans atteindre la température de 110 degrés, l'ébullition du lait à gros bouillons aurait également cette action dissociante qui n'existe pas dans la pratique que nous avons instituée.

La digestibilité du lait bouilli est une question absolument résolue depuis longtemps chez l'adulte. Chez le nourrisson, elle s'est posée il y a quelques années, alors qu'on cherchait à combattre ces affections infantiles de nature parasitaire, occasionnées par le lait cru ou cuit, mais mal soigné. La pratique a dissipé toutes les appréhensions. Non seulement l'enfant digère bien le lait stérilisé à 100 degrés, mais encore il est de suite à l'abri des affections gastro-intestinales qui compromettraient son existence. Tous les jours de nouvelles observations confirment d'une façon éclatante cette vérité. Les faits publiés par le Dr Budin et ses élèves sont absolument éloquents. Nous rappelons en outre qu'ils ont noté un accroissement normal des nourrissons alimentés par le lait stérilisé et un surcroît d'accroissement nettement déterminé par l'adjonction de lait stérilisé au lait maternel, ce dernier étant insuffisant.

On peut dire qu'aujourd'hui le corps médical tout entier, tant en France qu'à l'étranger, est unanime pour donner la préférence dans l'alimentation au lait dépouillé de tout microbe pathogène ou saprophyte.

Sans aucun doute, c'est là un des résultats hygiéniques les plus palpables, dus aux doctrines médicales nouvelles sur le parasitisme.

Pour notre part, nous avons été témoins de véritables résurrections, par le lait stérilisé, d'enfants condamnés à une mort certaine sous l'influence d'une alimentation avec un lait souillé de microbes.

Le Dr Rodet a pensé qu'à côté des observations cliniques, très favorables, des maternités et des crèches, et à côté des observations journalières que chacun peut faire aujourd'hui dans la vie courante, il serait intéressant d'instituer quelques expériences de laboratoire sur les animaux.

Nous nous faisons un plaisir de reproduire ses résultats.

« Six jeunes chiens ont été nourris pendant plusieurs semaines exclusivement avec du lait. Quatre, de la même portée, âgés de cinq à six semaines, formèrent deux lots : le lot A (chiens i et ii) reçut le lait cru, simplement tiédi ; le lot B (chiens iii et iv) reçut le même lait qui était soumis à une courte ébullition au moment d'être donné. Le volume du liquide administré chaque jour à chacun de ces lots fut rigoureusement égal. A un cinquième chien, environ du même âge (et de race plus grosse), on donna le même lait préparé différemment : il était bouilli plus ou moins longtemps avant les repas, et la couche complexe concrétée à la surface par un lent refroidissement était rejetée. Un sixième chien reçut du lait bouilli au moment des repas, comme les chiens iii et iv. Je pesai ces animaux à plusieurs reprises dans le cours de l'expérience.

« Avec les chiffres des pesées, j'établis d'abord l'accroissement absolu, que l'on trouve dans les deux premières colonnes du tableau 1. Puis je calculai le rapport de l'accroissement de chaque animal au poids qu'il avait au début de la période considérée. Cet accroissement proportionnel au poids ne me donnait pas encore une indication suffisamment rigoureuse. Comme les différents animaux ne recevaient pas une quantité d'aliment égale proportionnellement à leur poids, il importait de rapporter l'accroissement de l'unité de poids (ou rapport de l'accroissement au poids) à l'alimentation de l'unité de poids, ou, ce qui revient absolument au même, d'établir le rapport de l'accroissement absolu à la quantité d'aliment; ce rapport, qui donne, je crois, sur le problème posé, une indication vraiment rigoureuse, se trouve indiqué, pour les différents lots ou animaux et pour deux périodes, dans le tableau 2. »

TABLEAU 1

		ACCROISSEMENT ABSOLU dans une période d'un mois (du 14 décembre au 14 janvier).		ACCROISSEMENT PROPORTIONENL au poids du début de la période.
		Pour les 31 jours.	Par jour.	Pour 1000
LOT A Lait cru.	I	688 gr.	22 gr.	742 gr.
	II	328	10,5	493
LOT B Lait bouilli.	III	370	11,9	651
	IV	800	25,8	889
LOT A (I et II *réunis*) Lait cru.		1016	32,5	638
LOT B (III et IV *réunis*) Lait bouilli.		1170	37,7	796
CHIEN V Lait bouilli et écrémé.		938	30	276(1)
CHIEN VI Lait bouilli.		1132	36	525(1)

(1) Ces deux animaux, surtout le chien **V**, consommaient moins de lait relativement à leur poids.

TABLEAU 2

Rapport entre l'accroissement de l'unité de poids et l'alimentation de l'unité de poids; plus simplement : Rapport entre l'accroissement absolu et la quantité quotidienne du lait.

	DU 22 AU 28 DÉCEMBRE	DU 28 DÉCEMBRE AU 14 JANVIER
LOT A (I et II *réunis*) Lait cru.	0,147	0,471
LOT B (III et IV *réunis*) Lait bouilli	0,145	0,535
CHIEN V Lait bouilli et écrémé.	0,122	0,488
CHIEN VI Lait bouilli.	0,115	0,513

En somme, le résultat de cette expérience est que le lait bouilli, au moins celui qui a été administré intégralement, sans soustraction, s'est montré doué d'une valeur nutritive au moins égale à celle du lait cru.

L'expérience de laboratoire qui, cette fois, s'est laissé devancer par l'observation clinique, est absolument d'accord avec elle.

CONCLUSIONS

A la suite de nos expériences, nous émettrons les conclusions suivantes :

1° S'il est vrai qu'une chauffe de 110 degrés (Pasteur,

Hueppe) pendant une demi-heure est nécessaire pour tuer le ferment lactique, une température de 98-100 degrés pendant une heure souvent le détruit, et dans tous les cas toujours l'atténue au point de le rendre stérile dans ce lait désoxygéné, et cela en opérant dans les conditions minutieuses exposées dans notre mémoire ; quant aux ferments pathogènes ils sont d'ailleurs sûrement détruits.

2° Dans l'industrie, l'outillage que nous avons décrit permettant l'immersion complète dans l'eau bouillante des flacons à stériliser, et facilitant la désoxygénation totale du lait et du récipient, assure ainsi sa conservation indéfinie, sans aucune saveur de rance et sans coagulation ;

3° Le lait cuit à 98-100 degrés a des qualités digestive et nutritive absolument démontrées par l'observation clinique et l'expérimentation, au moins égales à celles du lait cru. Il a sur lui la supériorité bien connue de ne plus être le véhicule de certaines maladies contagieuses.

Il a l'avantage sur le lait cuit à 110-120 degrés de ne point jaunir et de ne point prendre un goût de brûlé ou de peptone si fréquemment constaté dans les laits stérilisés à cette température ;

4° Enfin nos observations nous ont permis de constater que le ferment lactique paraît peu répandu dans l'air. La contamination du lait paraît avoir lieu surtout par le contact des objets souillés. Il est de bonne recommandation, pour l'exploitation industrielle du lait stérilisé par notre méthode, de prescrire la propreté des récipients destinés au transport, c'est-à-dire le lavage fréquent à l'eau chaude.

Lyon. — Imp Pitrat Aîné, A. Rey Successeur, 4, rue Gentil. — 10639

www.ingramcontent.com/pod-product-compliance
Ingram Content Group UK Ltd.
Pitfield, Milton Keynes, MK11 3LW, UK
UKHW020045080726
13614UKWH00004B/1933